Régime Alcaline

Guide de Diète Acido Basique pour les débutants:

Recettes faible teneur en acide pour perdre du poids

naturellement et comprendre le pH (Livre en Français /

Alkaline Diet French Book)

Par Simone Jacobs

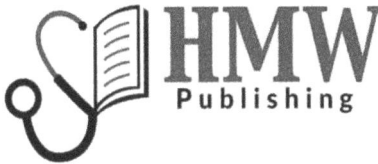

HMW Publishing

Pour plus de livres exceptionnels visitez :

HMWPublishing.com

Téléchargez un autre livre gratuitement

Je tiens à vous remercier d'avoir acheté ce livre, et je vous offre un autre livre (tout aussi long et précieux que celui-ci), « Les Erreurs de Santé et de Remise en Forme Que Vous Ne Savez Pas Que Vous Commettez », totalement gratuit.

Visitez le lien ci-dessous pour vous inscrire et le recevoir:

www.hmwpublishing.com/gift

Dans ce livre, je briserai les erreurs de santé et de remise en forme les plus courantes, que vous commettez probablement en ce moment. Je vais également vous révéler comment vous pouvez facilement obtenir la meilleure silhouette de votre vie!

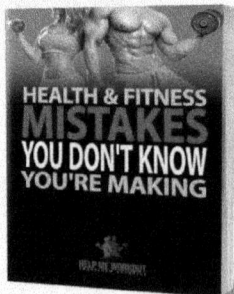

En plus de ce cadeau précieux, vous aurez aussi l'occasion d'obtenir nos nouveaux livres gratuitement, de profiter de nos offres, et de recevoir d'autres e-mails précieux de moi. Encore une fois, visitez le lien suivant pour vous inscrire: www.hmwpublishing.com/gift

Table des matières

Introduction 8

Chapitre 1: Équilibre acido-basique 101 - Tout l'essentiel que vous devez savoir sur le pH, et que faut-il faire pour votre santé ? 13

Santé et pH 15

Déterminer ce qui affecte votre pH 18

Les stimulants 19

L'exercice 20

Le stress 21

L'eau 23

Personnaliser votre plan 24

Évaluer vos variations de pH (Certaines personnes sont naturellement acides) 25

Chapitre 2: Déchets acides et comment des niveaux élevés d'acides provoquent des maladies et le surpoids 32

Déclaration de perte osseuse due aux régimes élevés en acide 33

Déclaration de calculs rénaux dus à un régime élevé en acide 34

Déclaration de cancer dû aux régimes élevés en acide 35

Quand ils disent acide élevé = gain de poids élevé 37

Chapitre 3: Les symptômes liés à un faible niveau alcalin 40

Les brûlures d'estomac et le reflux gastro-œsophagien 40

La carie dentaire 45

Le déséquilibre de la glycémie 45

Chapitre 4: Traitement des Acidoses 48

Chapitre 5: les bienfaits de la diète alcaline 51

Préserve la densité osseuse et favorise la masse musculaire 54

Diminue les risques d'hypertension et d'AVC 56

Aide à améliorer la fonction immunitaire 57

Aide à la réduction du risque de cancer 58

Abaisse la douleur chronique et l'inflammation 59

Améliore l'absorption de vitamines et de minéraux .. 60

Maintient le poids optimal 62

Chapitre 6: Les bons et mauvais aliments alcalins 63

Les aliments à éviter 63

Les aliments à consommer pour augmenter l'alcalinité 65

Chapitre Bonus: Recettes alcalinisantes délicieuses 69

Tomates avec garniture au quinoa.............................. 69

Smoothie hautement protéiné aux épinards et aux myrtilles..72

Frappé à la noix de coco, banana et menthe.............74

Coupes de laitue garnies de haricots adzuki et d'avocat 76

Soupe aux lentilles et au thym 78

Eau de concombre à la lavande................................ 80

Eau de pastèque à la menthe 81

Soupe froide de cresson au concombre et à l'avocat .. 82

Curry vert 84

Mousse de chocolat à l'avocat 86

Bâtonnets de légumes avec trempette au guacamole. 87

Piment nu 89

Salade de chou frisé au quinoa servie avec une vinaigrette au citron 92

Smoothie aux baies et aux amandes 94

Smoothie à la banane, aux baies et aux amandes....... 95

Soupe végétarienne aux carottes et aux poireaux 96

Délice de pâtes végétariennes 99

Salade de choux de Bruxelles avec pistaches et citron 102

Pâtes aux courgettes avec pesto au citron et aux épinards..104

Soupe de patates douces avec un soupçon de curry ..106

Friandises alcalines 109

Smoothie au chocolat et à la menthe 111

Thé détoxifiant de curcuma au citron et au gingembre
.... 113

Conclusion **115**

Derniers mots..**117**

À PROPOS DU CO-AUTEUR **119**

Introduction

Actuellement, une attention massive est dirigée vers la diète alcaline, ainsi qu'une augmentation surprenante du nombre de personnes voulant savoir ce qu'elle est, et ce qu'elle rend possible. Plus important encore, comment elle peut être efficace pour guérir le corps. En fait, la popularité croissante de la diète alcaline est tellement impressionnante, qu'elle a donné lieu à beaucoup de littérature. Une recherche rapide sur Google de la « diète alcaline », retournerait 3,18 millions de résultats sur le sujet en une fraction de seconde. Cela étant dit, quels écrits pourraient attirer votre attention? Quels sont ceux qui valent votre temps? Et quels sont ceux qui vous donneraient l'information impartiale dont vous avez besoin (sans tout le charabia et le jargon scientifique difficile à comprendre)?

Eh bien, vous avez pris la bonne décision en choisissant ce livre :« Diète Alcaline: Le Guide Ultime du Débutant en Diète Alcaline pour Récupérer Naturellement et Équilibrer votre Santé, Parvenir à une Perte de Poids Rapide, Comprendre le pH et Transformer votre Corps + Des Recettes Fraîches, Rapides et Délicieuses Incluses! ».

Ce livre vous guidera à travers tous les faits essentiels que vous devez savoir sur la diète alcaline. Toutes les choses nécessaires, sans avoir du mal à saisir des incompréhensions. Juste de la clarté, des informations pratiques ainsi que des suggestions simples à suivre, pour obtenir de ce régime alimentaire ainsi que de ses recettes, une solution rapide pour vous aider à démarrer sous votre meilleur jour. Vous aurez à apprendre l'importance d'un système digestif alcalin bien entretenu, et mieux apprécier un mode de vie de manger sainement sans avoir à sacrifier beaucoup. Non seulement ce livre vous propose tous les conseils utiles pour vous aider à démarrer, mais il donne aussi des conseils sur la façon de continuer à maintenir le régime alcalin pour assurer votre succès. Le bonus des recettes simples vous aidera à commencer tout de suite. Vous n'obtiendrez pas une meilleure solution que celle-ci !

Aussi avant de commencer, je vous recommande __de souscrire à notre bulletin d'informations par e-mail__, pour recevoir les mises à jour de nouveaux livres ou de promotions à venir. Vous pouvez vous inscrire gratuitement, et en prime, vous recevrez un cadeau gratuit. Notre livre : «Les Erreurs de Santé et de Remise en Forme Que Vous Ne Savez Pas Que Vous Commettez ». Ce livre a été écrit pour démystifier, dénoncer tout haut, et enfin vous équiper avec les informations dont vous avez besoin pour obtenir la meilleure silhouette de votre vie. En raison de la quantité énorme de mésinformations et mensonges proférés par les magazines et les « gourous » autoproclamés, il devient de plus en plus difficile d'obtenir des informations fiables pour se remettre en forme. Et plutôt que cela, vous passez par des dizaines de sources biaisées, douteuses et non fiables pour obtenir vos informations de santé et de remise en forme.

Encore une fois, joignez-vous gratuitement à notre bulletin d'informations par e-mail, et recevez une copie gratuite de ce précieux livre. Veuillez visiter ce lien et inscrivez-vous maintenant : www.hmwpublishing.com/gift

Note de lancement à propos du régime de cendres - Qu'est-ce que c'est exactement ?

Pour le dire simplement, la diète alcaline ou régime de cendres, est une forme de régime où vous consommez des aliments qui encourageront la formation de produits alcalins riches dans le corps. Ce régime permet une légère augmentation du pH dans le système, afin de soutenir et de promouvoir un organisme plus sain. Tout comme il a été démontré que votre pH interne est affecté par la composition minérale de la nourriture que vous consommez, la raison d'être sous diète alcaline est de promouvoir l'ingestion d'aliments qui aideront à équilibrer les niveaux de pH des fluides dans votre corps. Étant donné que les niveaux de pH anormaux dans le corps ont été liés au mal et aux maladies, l'idée en suivant un régime alcalin est que vous équilibrerez votre pH, et préviendrez des maladies chroniques pouvant survenir.

Chapitre 1: Équilibre acido-basique 101 - Tout l'essentiel que vous devez savoir sur le pH, et que faut-il faire pour votre santé ?

Pour mieux comprendre comment fonctionne la diète alcaline, il est essentiel que nous plongions d'abord dans la science sur laquelle elle s'appuie. Je sais que j'ai dit précédemment que ce livre se détournerait de tout le charabia scientifique, mais je vous assure que ce ne pourrait pas être plus simple que votre typique classe de lycée. Vous avez d'abord besoin de savoir comment fonctionne l'équilibre du pH. L'échelle de pH est une mesure numérique de l'acidité ou de la basicité d'une solution allant de 1 à 14. 7 est considéré comme la zone neutre, et tout en-dessous de cette valeur est considéré comme étant acide. Par contre au-dessus de la valeur 7, tout est considéré comme alcalin ou basique. Le corps humain dépend fortement d'un pH optimal, où les régions ou systèmes spécifiques possèdent des mécanismes strictement contrôlés pour maintenir ce dernier. En réalité, une grande partie de nos fonctions corporelles sont si fortement dépendante du pH, qu'un léger écart dans la zone de pH optimal pourrait entraîner des résultats catastrophiques. Et dans certains cas, peut-être même la mort. Et je ne parle pas ici de changement de 2 ou 5 points. Ce pourrait être aussi bien un écart de 0,2 à 0,5 de la gamme optimale. Et cela pourrait signifier une situation de vie ou de mort.

Lorsqu'il s'agit de la digestion humaine, ce sont les reins qui sont en charge de maintenir le pH du sang très proche de la valeur de 7,4. Ceci par sécrétion ou par absorption des composés spécifiques pour réguler le pH. C'est la principale raison pour laquelle l'organisme ne supporte pas rester impuissant lorsque nous ingérons soudainement un régime très acide. A cet effet, le rein actionne directement le mécanisme de tampon du pH. Cependant, les recherches ont constamment révélé qu'un régime chronique d'aliments très acides, pourrait faire ressentir ses effets dans le corps humain. Et finalement, au fil du temps, cela peut conduire à des conséquences sur la santé.

Santé et pH

Qu'est-ce qui arrive exactement au corps humain lorsque le pH n'est pas idéal ? Tout d'abord, si le pH du corps a tendance à beaucoup varier, c'est que les protéines essentielles dans le corps que nous appelons enzymes sont gravement affectées. Les enzymes dans le corps sont responsables de réactions indispensables ayant lieu, et elles ne peuvent fonctionner qu'en présence d'un pH optimal. Chaque fois qu'elles sont exposées à un pH soit beaucoup plus élevé ou beaucoup plus bas que leur pH optimal, les enzymes ont tendance à changer leur structure et cesser de fonctionner. Cela peut être désastreux pour le corps, car il va inhiber beaucoup de fonctions biologiques nécessaires.

Une autre importance d'un pH interne équilibré est la protection contre les microbes pathogènes, les micro-organismes bactériens, fongiques, mais aussi viraux que nous appelons germes et qui envahissent continuellement notre corps. Ces organismes vivants prospèrent sous leur pH optimal. Notre corps a été conçu pour bien fonctionner sous un pH spécifique, mais le fait qu'il soit en-dessous ou au-dessus de cette valeur optimale permettra à ces micro-organismes envahisseurs de se développer en nous.

Et une autre caractéristique importante à propos du pH optimal est la condition du système immunitaire. Le système immunitaire est constitué d'une armée de globules blancs et d'autres cellules, conçues pour embraser et débarrasser notre corps de toute menace. Ces cellules du système immunitaire dépendent fortement de l'alcalinité ou l'acidité du corps, et tout en-dessous ou au-dessus du pH optimal compromettrait notre système immunitaire. Ceci empêchant son exécution fonctionnelle.

Pour être en mesure de maintenir l'état légèrement central, le corps doit se trouver dans un travail constant de libération ou l'absorption de composés. La plupart des réactions se produisant naturellement dans le corps humain, conduisent à la formation de composés acides. Aussi, le corps a besoin de s'y adapter immédiatement. Cette condition est encore perturbée si nous soumettons notre corps à un régime alimentaire productif en acide, maintes et maintes fois.

Déterminer ce qui affecte votre pH

Le pH est non seulement déterminé par le régime alimentaire que vous avez choisi de maintenir, mais aussi par le type de nourriture que vous ingérez. Cette condition comme la plupart de toutes lorsqu'on en vient au bien-être de l'être humain, est fortement dépendante du mode de vie holistique de la personne. Comme tout ce qui est lié à la santé (ou plus largement à la vie), la modération est la clé. L'équilibre dans tout est la solution pour garder une activité équilibrée au niveau physique, émotionnelle et mentale. Un excès est tout aussi grave que d'avoir trop peu d'une chose. En outre, le pH adéquat serait variable pour certaines régions tout le long de votre corps. Un phénomène qui est très raisonnable, étant donné que tous les organes ne fonctionnent pas de la même façon. Et d'ailleurs, chaque processus complexe dans le corps humain est mêlé des méthodes sophistiquées. Dans ce livre, nous nous concentrerons sur la façon dont le pH aurait une incidence sur le bien-être de votre système digestif. Les facteurs suivants sont quelques-uns des plus courants, qui pourraient changer considérablement le pH de votre système digestif.

Les stimulants

Le tractus gastro-intestinal est un système complexe. Et pour qu'il fonctionne bien afin de digérer notre apport alimentaire en molécules plus petites qui seraient plus utiles pour l'absorption des nutriments du corps, il doit être dans la plage de pH adéquat. Plusieurs facteurs stimulent la sécrétion d'acide dans le tractus gastro-intestinal, et la plupart d'entre eux dépendent de choses que nous ingérons dans notre corps.

En ce qui concerne la sécrétion acide, les aliments riches en protéines sont plus stimulants dans le corps que la nourriture qui est principalement composé de féculents, de glucides ou de lipides. Cela signifie que l'ingestion de noix riches en protéines, de haricots, d'œufs et de viande ferait mieux augmenter l'acidité du tractus gastro-intestinal, que l'alimentation surtout composée de pain, de sucre ou d'aliments gras.

L'exercice

Il a été prouvé que l'exercice améliore positivement l'efficacité de la digestion, et conduit éventuellement à un poids santé. Différents types d'entraînement pourraient conduire à des résultats mitigés, et à des impacts négatifs sur le système digestif. Par exemple, des exercices de cardio comme la course sur tapis roulant ou sur vélo, peuvent aider à réduire ou à éviter les occurrences de brûlures d'estomac. Il a été démontré que les exercices à faible impact qui favorisent la respiration et le rythme cardiaque approprié, peuvent encourager un mouvement plus sain de l'intestin.

D'autre part, des exercices extrêmes qui impliquent généralement un impact important et des mouvements répétitifs tels que le développé-couché, le relevé de jambes suspendu, ou encore les flexions avec haltère, pourraient apporter plus de mal que d'aide en provoquant des troubles digestifs. Il est donc essentiel que l'exercice soit également fait avec modération.

Le stress

Il existe une relation complexe entre le système digestif et le système nerveux, dans laquelle ce dernier pourrait avoir un contrôle élaboré sur les fonctions du système digestif. Ceci impliquant principalement la sécrétion d'acide chlorhydrique dans l'estomac. C'est la raison pour laquelle votre estomac est capable de déclencher la sécrétion d'acide lors de la préparation d'un repas, et ce dès que vous voyez, imaginez ou sentez la nourriture. Ce type de stimulation ne dépend pas de la nourriture, mais dépend principalement de la perception du système nerveux. De la même manière, le stress, en libérant des niveaux élevés d'hormones dans le corps, pourrait également affecter profondément l'acidité de l'estomac, et finalement, chaque partie du système digestif. Le stress peut provoquer le blocage du système digestif, parce que le système nerveux central lui aussi est bloqué. Cela diminue la sécrétion dans le système digestif, et conduit finalement à l'inflammation du système gastro-intestinal. Ce qui rend le corps d'autant plus sensible à l'infection.

Pour faciliter la digestion, nous devons toujours contrôler notre niveau de stress, et le garder sous contrôle. Les thérapies de relaxation sont disponibles pour faire face aux problèmes de stress, et peut-être le meilleur moyen de faire face à ce dernier est de limiter ou d'éviter sa cause.

L'eau

La conception commune est que l'eau diluerait les sucs digestifs. C'est une notion raisonnable, étant donné que l'eau est le solvant universel. L'eau aide à la bonne digestion des aliments, mais par elle-même, elle ne peut pas inciter l'absorption. Cependant, la consommation d'eau ionisée ou alcalinisée est un aspect différent. Il est dit que l'eau ionisée a des effets établis qui favorisent une bonne digestion, mais pas seulement lors des 20 minutes d'un repas. Cela inclut également avant et après l'ingestion. En effet, il a été démontré que les niveaux élevés d'ions dans l'eau alcaline pourrait interférer avec l'acidité du système digestif, causant à son tour des problèmes avec la digestion des aliments.

D'autre part, la consommation d'eau alcaline potable avant ou après la période de 20 minutes, est considérée comme une bonne pratique pour un tube digestif plus sain.

Personnaliser votre plan

Avec tous les avantages de maintenir un pH sain, il est indispensable que vous sachiez comment garder votre acidité ou votre alcalinité. L'astuce est de savoir que tout le monde est différent, et que chacun de nos corps réagirait de manière différente à un déclencheur particulier. Dans la section suivante, vous allez apprendre comment il est facile de mesurer le pH de votre corps. Puis, je vous fournirais quelques conseils pratiques sur la façon d'évaluer vos variations de pH.

Évaluer vos variations de pH (Certaines personnes sont naturellement acides)

Il est indispensable que nous testions le pH de notre corps, car cela ne nous donne pas seulement une idée d'où ce dernier en est par rapport à la plage de 1 à 14. En effet cela nous permet aussi d'autre part, de savoir si on s'oriente vers une acidité métabolique, un équilibre, ou une alcalinité supérieure à celle qui est prévue comme optimale pour notre type de corps.

La meilleure et peut-être la plus simple et la plus pratique des méthodes pour déterminer le pH de votre corps, est de tester les fluides excrétés par celui-ci, tels que la salive ou l'urine. Tout ce dont vous avez besoin, c'est de décider de quelle façon vous déterminerez le pH dans lesdits fluides. Aujourd'hui, il existe une manière sophistiquée de mesurer le pH, selon laquelle on utilise un équipement de laboratoire appelé pH-mètre. Celui-ci possède une sonde que vous devez plonger dans votre fluide, afin de quantifier son pH le plus précisément possible. Heureusement, vous n'avez pas besoin de passer par toute cette complexité, et avoir l'impression de rentrer de nouveau au laboratoire du lycée. Et donc par chance, vous pouvez utiliser un outil aussi simple que le papier.

Les papiers pH sont des bouts de documents valides, qui ont été conçus spécifiquement pour la détection du pH. En effet, ils ont tous des indicateurs qui changent de couleurs en fonction de l'acidité ou de la basicité d'un liquide. Tout ce que vous avez à faire, c'est d'humidifier le papier pH avec votre solution. Ensuite, attendez quelques secondes et comparez le changement de couleur dans la bande du papier pH, avec la valeur du pH indiqué.

Concernant le test de l'état de pH actuel de votre corps, il est préférable que vous l'effectuiez le matin avant d'avoir pris votre petit-déjeuner. Ceci pour enregistrer le pH de votre corps dans un état d'équilibre sans influence de nourriture. Alors faites ce test, et que ce soit la première chose dans votre routine matinale au réveil. Mais aussi, faites-le autant que possible lorsque vous avez eu un bon sommeil réparateur d'au moins 6 heures de temps. Cela fera en sorte que le stress n'affecte pas vos lectures de pH.

Pour effectuer ce test en utilisant des échantillons d'urine, vous pouvez recueillir les premières urines du matin dans un gobelet, pour y tremper la bande de papier pH et déterminer celui de votre corps. Une autre option consiste à faire le test en utilisant votre salive. Parmi les deux échantillons, les recherches ont montré que le premier est meilleur, surtout si l'échantillon d'urine provient des premiers besoins après au moins six heures de sommeil. La salive est moins adéquate, juste parce qu'il y a beaucoup plus d'enzymes dans son échantillon. Par ailleurs, les échantillons d'urine proviennent directement de l'intérieur du corps, ce qui confère une meilleure fiabilité lors du test de l'état de pH.

Toutefois pour tester convenablement votre pH en utilisant des échantillons de salive, notez qu'il est mieux d'utiliser ceux pris le matin au réveil. A cet effet, il est nécessaire de prendre une gorgée d'eau, se gargariser, et se rincer la bouche avec celle-ci. Recrachez le tout par la suite, et collectez une partie de votre salive à l'aide d'une cuillère. Plongez la bande de papier pH dans l'échantillon de salive et attendez que la couleur change puis se stabilise. Il est essentiel que vous ne vous brossiez pas les dents, ne mangiez ou ne buviez quoi que ce soit avant d'effectuer le test. Rappelez-vous que nous essayons de déterminer le pH en temps réel de votre corps.

Faites ces tests simples pour surveiller le pH de votre corps. Bien que vous n'ayez pas besoin de mesurer celui-ci au quotidien, ce serait bien d'intégrer cette simple routine matinale une fois chaque week-end. Aussi, vous pouvez faire ce test une ou deux fois par semaine, afin de garder une trace de vos variations de pH. Cela est particulièrement important, si vous garder à l'esprit l'objectif de contrôler le pH de votre corps. Ce que je suppose être le cas, puisque vous tenez actuellement ce livre dans vos mains.

En outre, une note importante stipule que certains plus souvent que d'autres, peuvent commencer avec un pH acide avec des valeurs inférieures à 6,5, ce qui est tout à fait normal. Surtout étant donné le genre de régime qu'un Américain moyen suit de nos jours. Tout ce que vous avez à faire est d'augmenter votre pH, en augmentant votre consommation de fruits, de légumes, de noix, de racines, d'épices, de graines, et tout autre produit qui pourrait améliorer votre alcalinité. Heureusement pour vous, ce livre vous aidera à atteindre cet objectif avec beaucoup de conseils faciles et pratiques, pour concocter des recettes appropriées.

D'autre part, si votre pH est au-dessus de la marque de 7,5 qui suggère fortement le pH alcalin à l'état stable, cela pourrait être dû à des niveaux élevés d'azote dans votre urine ou votre salive. Ceci est observé lorsqu'il y a plus que le catabolisme habituel ou la décomposition naturelle des tissus spécifiques du corps. L'avantage pour vous de mesurer régulièrement votre pH, est que vous gardez au moins une trace des changements de votre corps. Si vos lectures ont toujours été proches de la marque de 8,0, vous devez contacter votre professionnel de la santé et lui demander des conseils. Ceci pour la façon de gérer la réparation des tissus, et éviter le trop de catabolisme dans votre corps.

Chapitre 2: Déchets acides et comment des niveaux élevés d'acides provoquent des maladies et le surpoids

La nutrition joue un rôle de premier plan dans la santé globale d'une personne, et prendre les mauvais types d'aliments peut entraîner la détérioration du corps humain. Nous devons être très prudents avec la façon dont nous prenons soin de notre corps. Car en dépit de ses millions d'années d'évolution et de l'avantage d'apprendre à faire face à toutes les attaques, il est encore très vulnérable aux effets néfastes. Et l'attaquant le plus efficace et le plus silencieux de notre santé est l'apport alimentaire. Vous pourriez ne pas être au courant, mais le peu de petites quantités de frites grasses, de burgers visqueux, ou d'alcool brûlant, peut être suffisant pour s'accumuler et consumer votre organisme.

En ce qui concerne les régimes très acides et leur lien avec certaines maladies, voici quelques-uns des impacts les plus importants qu'ils ont sur la santé:

Déclaration de perte osseuse due aux régimes élevés en acide

Lorsque vous avez trop d'acide au sein de votre organisme, vous avez tendance à développer une acidose chronique. Ce trouble est lié à de nombreuses études sur les maladies osseuses, dues à la diminution de la densité osseuse. Trop d'acide abondant dans les molécules de protons du corps ou dans le sang, signifierait que votre corps a tendance à compenser cette baisse de pH en essayant de l'augmenter. Et la façon dont le corps réagit à cela, est en libérant des ions de calcium dans le sang à partir des os. Les ions calcium sont de minéraux alcalins rares. Avoir une acidose chronique cependant, a tendance à appauvrir les os en calcium dont ils ont besoin pour établir la densité osseuse nécessaire. La compensation grâce aux ions calcium entraîne donc la perte osseuse, et d'autres maladies.

Déclaration de calculs rénaux dus à un régime élevé en acide

Il a été démontré que les personnes qui souffrent d'une maladie rénale chronique, pourraient avoir un risque de progression de la maladie plus élevé. Ceci en développant éventuellement une insuffisance rénale, provoquée par des régimes réguliers très acides. Les régimes élevés en acide sont riches en viandes, et ont été liés à la progression vers des défaillances rénales. En effet, les patients chroniques de maladies rénales ont un risque trois fois plus élevé de développer une insuffisance rénale, par rapport à leurs homologues dont la consommation alcaline est élevée. Les gens devraient accorder plus d'attention à cette tendance, surtout s'ils sont déjà sujets à des risques de maladies rénales.

Déclaration de cancer dû aux régimes élevés en acide

Il existe une quantité suffisante de données à ce sujet, qui met en lumière le lien entre le pH et le cancer. Les articles publiés présentent des chercheurs, qui soutiennent la façon dont le cancer pourrait prospérer dans un environnement acide. Ceci en raison du fait que les cellules cancéreuses libèrent trop d'acide lactique. En revanche, c'est dans un environnement acide que les cellules cancéreuses commenceraient à avoir une chance importante de se reproduire. Les études stipulent que dès que le corps commence à accumuler des substances acidifiantes, il libère des matériaux qui tenteraient de contourner la baisse de pH. Au fil du temps, ces éléments deviennent toxiques pour les cellules compte tenu de la baisse des niveaux d'oxygène, ce qui fait en sorte que l'ADN héréditaire et les enzymes respiratoires commencent à être affectés. La tendance naturelle de la batterie est d'entrer dans la mort cellulaire ou apoptose physique, puisque les cellules ne sont plus bénéfiques pour le corps. Elles sont donc plus passives qu'actives. Cependant, quelques cellules survivent. Mais au lieu d'entrer dans le suicide cellulaire normal, elles deviennent des cellules anormales ayant la capacité de résister à des niveaux élevés de substances acides, et dans l'environnement de ces dernières. Les cellules anormales deviennent ainsi ce que nous appelons cellules malignes, et ne répondent plus ni au système nerveux, ni au contrôle de l'organisme par l'expression génique de son

ADN. Ainsi, ces cellules cancéreuses commencent à se reproduire et à faire de plus en plus de copies d'elles-mêmes, grandissant indéfiniment et sans contrôle jusqu'à ce qu'elles deviennent un cancer. Ce dernier est le tueur silencieux, qui ravage aujourd'hui des millions de personnes au sein de la population mondiale.

Quand ils disent acide élevé = gain de poids élevé

Il existe une relation complexe entre la graisse corporelle et l'acidité du corps. Bien que ce fait semble échapper à beaucoup de gens mettant tout le blâme dans la graisse « coupable », l'acidité du corps peut elle aussi jouer un rôle dans le poids d'une personne, ou peut même être coupable après tout. Alors, comment pouvons-nous donner un sens à tout cela ? Attendez une minute ! L'obésité n'est-elle pas mesurée par l'excès de graisse que vous avez après tout ? Il est donc juste de jeter tout le blâme sur la graisse !

Eh bien, pas tout à fait vrai. Le truc c'est que lorsque votre corps est sujet à trop d'acidité, il commence à produire toutes ces toxines qui sont profondément nuisibles pour l'organisme. Comme nous l'avons vu plus haut, cela peut conduire à des maladies de perte osseuse, des défaillances rénales, ou même un cancer. Cela a même été lié à un vieillissement prématuré, du diabète, et beaucoup d'autres troubles. En réponse à cette menace possible, le corps tente de se protéger en créant des cellules graisseuses, qui serviraient de réservoirs de stockage pour ces toxines. Il absorbe ainsi les substances acides en excès, en évitant d'autres dommages à l'organisme. Il en résulte que plus le corps produit de matériaux acides, plus il faudra de cellules graisseuses pour stocker ces toxines.

Donc en un mot, la meilleure façon de voir cela est que si vous n'avez pas beaucoup de déchets à stocker, il n'y aura pas beaucoup de ces grands compartiments. Pour commencer, si vous n'avez pas beaucoup de substances acides nocives qui agissent comme des toxines, alors votre corps n'aura pas besoin de produire plus de graisses. Alors peut-être que la prochaine fois que vous commencerez à identifier vos graisses en vous donnant un temps horrible à essayer de rentrer dans un de vos jeans de l'année dernière, peut-être commencerez-vous par regarder la cause réelle du problème, et repenserez votre alimentation.

Chapitre 3: Les symptômes liés à un faible niveau alcalin

Les brûlures d'estomac et le reflux gastro-œsophagien

Les brûlures d'estomac est l'un des problèmes médicaux les plus courants que les Américains connaissent sur une base mensuelle. En effet, jusqu'à 40% des Américains rapportent souffrir de cette condition régulièrement. C'est devenu une partie du mode de vie de l'Américain moyen, au point où l'on pourrait facilement ignorer le problème dès qu'il persiste, en pensant que c'est simplement un de ces jours où on a mangé quelque chose de «mauvais». Dès que cette sensation brûlante se propage à l'intérieur de la poitrine, le premier traitement de tout Américain ordinaire est un soulagement rapide d'inconfort - le plus populaire étant le Pepto-Bismol. Mais les brûlures d'estomac ne doivent pas être prises à la légère, car la raison sous-jacente d'avoir ces brûlures d'estomac peut être plus graves qu'on ne le pense. Et plus encore si le problème persiste plus fréquemment que d'habitude.

La sensation de brûlure que l'on ressent à la suite d'une brûlure d'estomac est causée par le reflux du contenu chargé d'acide dans l'estomac. Ceci en raison d'une valve œsophagienne défectueuse, qui empêche le contenu de l'estomac de remonter. Les brûlures d'estomac sont l'effet secondaire primaire et notable du régime alimentaire faible en alcalinité, et cela peut conduire à un certain nombre d'autres problèmes plus mortels pour une personne.

La forme la plus sévère de brûlure d'estomac est appelée reflux gastro-œsophagien ou RGO. Cela se produit lorsqu'un individu souffre de brûlures d'estomac

41

chroniques, et la persistance incontrôlée de cette maladie peut entraîner des problèmes de santé importants, qui pourraient même endommager les dents et l'œsophage.

L'œsophage relie votre bouche à votre estomac, et lorsque l'acide de l'estomac remonte, cela ouvre la voie à un gonflement et à une irritation de la muqueuse œsophagienne. L'inflammation peut conduire la personne à avaler très difficilement, et c'est une maladie appelée œsophagite.

D'autre part, lorsque le RGO continue à persister, il finit par causer des lésions dans les parois de l'épiderme de l'œsophage, ce qui fait de lui la principale cause des ulcères. Les symptômes associés des ulcères œsophagiens peuvent inclure des douleurs thoraciques, des nausées, ainsi que la douleur lorsqu'on avale.

Lorsque l'inflammation se poursuit obstinément, le gonflement peut conduire à des dommages permanents et à la cicatrisation de la muqueuse de l'œsophage. L'accumulation de ce tissu cicatriciel dans l'œsophage rétrécit le tube œsophagien et crée des régions resserrées appelées sténoses œsophagiennes. Cela rend encore plus difficile l'ingestion de nourriture et de liquides, ce qui entraîne éventuellement une perte de poids et une déshydratation. C'est un problème grave, et il ne doit pas être pris à la légère. Les traitements comprennent une procédure qui aide à desserrer les sténoses en étirant doucement l'œsophage.

Un autre problème sérieux associé au reflux acide est appelé œsophage de Barrett, et environ 1 personne sur 10 souffrant de RGO développent cette maladie. Ce problème est causé par des changements précancéreux de l'acide gastrique dans les cellules épidermiques (paroi externe ou de surface) de l'œsophage. Cela augmente le risque de cancer de l'œsophage, heureusement, seulement 1 personne sur 100 souffrant d'œsophage de Barrett ont un cancer de l'œsophage. Pourtant, cela ne devrait pas être pris pour acquis, car la condition ne conduit pas à des symptômes apparents, et les douleurs thoraciques qui sont généralement associés au cancer de l'œsophage n'apparaissent généralement qu'à des stades plus avancés de la maladie quand elle a progressé. Il est néanmoins préférable de demander un avis professionnel si vous avez eu plus que les accès habituels de reflux acides, et de brûlures d'estomac récemment. Pour être en mesure d'exclure le cancer pour certains, l'endoscopie peut être nécessaire. A cet effet, un mince tube flexible avec une caméra à la pointe et relié à l'ordinateur et permet à un professionnel de la santé de voir l'intérieur de votre œsophage.

La carie dentaire

Ce symptôme est principalement lié à la condition ci-dessus d'avoir un écoulement acide dans votre bouche d'estomac. Les brûlures d'estomac à la suite de régimes alimentaires faibles en alcalinité, peuvent également affecter votre sourire fringant. L'acide gastrique, comme la plupart des acides, est très corrosif et peut user le revêtement externe de la dent qui sert de couche protectrice et qui est appelé émail. Celui-ci nous confère nos sourires blancs nacrés, et nous aide à prévenir de l'accumulation de plaques et des caries. Ceci sans que les dents ne s'affaiblissent ou jaunissent.

Le déséquilibre de la glycémie

Certains symptômes associés à un déséquilibre de la glycémie en raison des faibles niveaux de pH comprennent des maux de tête tenaces, qui ne partiraient qu'après avoir mangé. En outre, il y a des périodes de fluctuations d'énergie au cours de la journée, pendant lesquels vous pouvez commencer avec une énergie si élevée et passer directement à la fatigue en quelques heures sans même fournir trop d'effort. Des niveaux de pH bas pourraient également augmenter les envies de sucres simples, de glucides et de friandises. Car cela procure un soulagement immédiat de l'inconfort du sucre. Il y a aussi ces épisodes de blocage ou de zonage après un repas, ce que les millénaires aiment appeler «coma alimentaire». Les dépendants du café doivent se méfier de leur dépendance au café, car elle peut aussi être due à une faible alcalinité. Et les étourdissements pourraient également entraîner un effet de repas manquant.

Le déséquilibre de la glycémie dans le corps résulte du fait que votre corps n'est pas capable de gérer efficacement sa source de carburant – le glucose. Pour son bon fonctionnement, le corps a besoin de métaboliser, digérer et briser le glucose, afin de maintenir le taux de glucose sanguin à une plage optimale. Se trouver en-dessous peut causer des étourdissements car cela apporte moins de glucose au cerveau en particulier. D'autre part, avoir trop de glucose conduirait à ce que nous appelons « ruée vers le sucre », où une personne éprouve des épisodes de vents de haute énergie. En effet, la fluctuation devient des sautes d'énergie trop élevée, pendant ou après un repas aux fluctuations d'énergie très bas lorsque vous sautez un autre repas. Et suite à cela, votre corps est à court de réserve alimentaire.

Chapitre 4: Traitement des Acidoses

Pour corriger avec précision la cause réelle du problème, le médecin doit être en mesure de déterminer l'état du patient, afin de fournir le bon type de traitement pour l'acidose. Il y a cependant quelques traitements de secours immédiats mais temporaires, qui peuvent être utilisés pour tous les types d'acidoses. Et ceci quelle que soit la cause. L'un des traitements les plus populaires est l'ingestion orale de bicarbonate de sodium (bicarbonate de soude ou génériquement connu pharmaceutiquement comme un antiacide). Cela aidera à augmenter le pH sanguin temporairement, et est un médicament apprécié. Ceci étant donné qu'il peut être acheté sur le comptoir, et peut être pris par voie orale ou par perfusion intraveineuse (IV).

L'acidose qui affecte les voies respiratoires peut être traitée en ciblant celles-ci, et en fournissant un soulagement aux poumons. Les médicaments destinés à dilater les voies respiratoires peuvent être prescrits, tout comme les dispositifs qui permettent à un patient ayant les voies respiratoires obstruées ou les muscles respiratoires affaiblies de mieux respirer. Les dispositifs tels que ceux-ci sont appelés dispositifs de ventilation en pression positive continue.

L'acidose qui a été associée à une insuffisance rénale pourrait également être traitée explicitement avec du citrate de sodium, pour aider à soulager les problèmes de calculs rénaux. Un mauvais équilibre de sucre dans le sang qui résulte d'un déséquilibre du pH, peut être traité avec des solutions intraveineuses et de l'insuline. Ceci pour maintenir le pH au niveau optimal. C'est en effet nécessaire pour les patients souffrant déjà de diabète sucré, ou d'acidocétose.

Chapitre 5: les bienfaits de la diète alcaline

De nombreux types de recherche continueraient de soutenir les multiples avantages qu'offrent les régimes alcalins. En fait, la recherche a montré que depuis nos ancêtres, beaucoup de choses ont considérablement changé avec notre régime alimentaire. Ceci allant d'un système de cueillette à notre condition actuelle, où la majorité de notre alimentation consisterait maintenant en des choix alimentaires rapides, avec une teneur élevée en sodium et en matières grasses. L'apport alimentaire moyen il y a des centaines d'années, était élevé en potassium, en magnésium et en chlorure. Jusqu'au soulèvement de la révolution agricole, au cours de laquelle les humains n'ont plus eu besoin de se déplacer pour chasser leur nourriture. Et au lieu de cela, ils ont appris à faire pousser leur nourriture et en prendre soin.

Et puis vint l'industrialisation de masse, au cours de laquelle les entreprises alimentaires ont commencé à s'améliorer, et les gens se sont tournés vers d'autres entreprises pour changer d'alimentation. Ce changement radical jusqu'aujourd'hui, a augmenté l'apport en sodium chez beaucoup de personnes.

Typiquement, il est de la tâche des reins d'aider à maintenir ce déséquilibre électrolytique - les électrolytes tels que le magnésium, le calcium, le potassium et le sodium. Lorsque le corps est confronté à une forte acidité, il utilisera ces électrolytes pour lutter contre l'amertume.

Alors que le potassium était plus abondant que le sodium dans l'alimentation de l'humain moyen, il a presque triplé aujourd'hui. Une augmentation de sodium signifierait que nous aurions moins d'électrolytes, d'antioxydants, de vitamines, et de fibres essentielles, pour repousser ou niveler l'acidité. Pour couronner le tout, le régime typique occidental est concentré avec des graisses raffinées, du sodium, des sucres simples, et du chlorure.

Tous ces changements ont inévitablement conduit à une augmentation de l'acidose métabolique, une condition où les niveaux de pH du corps humain ne sont plus optimaux. Beaucoup souffrent de nos jours d'un apport déficient en nutriments, avec des carences en micronutriments pour le potassium et le magnésium.

L'acidose métabolique augmenterait le processus de vieillissement, et finirait par entraîner une perte progressive des fonctions des organes, et la dégénérescence de la masse osseuse et de nombreux tissus.

D'une part, il y a encore de l'espoir parce que les effets des substances hautement acides dans le corps, pourraient être tout simplement renversés en changeant notre régime alimentaire, et en repensant à la façon dont nous traitons la consommation alimentaire.

Si les risques d'avoir un système interne très acide ne suffit pas à vous persuader de suivre une alimentation alcaline, la liste suivante des bienfaits des régimes alcalins y parviendra nous l'espérons.

Préserve la densité osseuse et favorise la masse musculaire

Le développement et le maintien de la structure osseuse dépendent fortement de l'apport en minéraux. Une myriade de chercheurs a lié la consommation de légumes et de fruits plus alcalinisants à une meilleure réponse de l'organisme. Ceci concernant la protection contre la diminution de la force des os et la perte de masse musculaire au fur et à mesure que le corps vieillit. Ce gaspillage des muscles et des os du corps est une condition appelée sarcopénie.

Un régime alcalin permet d'équilibrer les rapports de minéraux nécessaires et essentiels, pour le renforcement des os et l'entretien de la masse musculaire maigre. Ces minéraux comprennent non seulement le calcium, mais également le magnésium et le phosphate.

La diète alcaline contribue non seulement à l'équilibre minéral, mais également à l'amélioration de la production d'hormones de croissance, et à l'absorption de vitamines D. Ces biomolécules sont des acteurs essentiels qui aident à prévenir de la perte osseuse, et contribuent aussi fortement à réduire les risques d'attraper de nombreuses autres maladies chroniques.

Diminue les risques d'hypertension et d'AVC

L'un des effets bien connus après s'être engagé dans une diète alcaline est la réponse à l'antivieillissement, et le régime de cendres le fait en diminuant l'inflammation dans le corps. Ce qui augmente par conséquent la production d'hormones de croissance. Il a été démontré que l'augmentation de ces dernières et la réduction de l'inflammation dans le corps, améliorent la santé cardiovasculaire en empêchant un grand nombre de problèmes fréquemment signalés. Notamment l'hypertension provoquée par la teneur élevée en cholestérol, les accidents vasculaires cérébraux (AVC), les calculs rénaux, et même la perte de mémoire.

Aide à améliorer la fonction immunitaire

La première défense du corps pour se débarrasser des éléments nocifs, est de les éliminer en tant que déchets, les expulser du corps, ou les transformer en substances moins toxiques. Cependant, lorsque le corps, en particulier les cellules, manquent suffisamment de minéraux essentiels qui pourraient les aider à remplir cette fonction, le corps entier en souffre. L'absorption des vitamines est énormément compromise par la perte de minéraux essentiels. En conséquence, les toxines et les agents pathogènes (germes tels que les bactéries, les virus ou les champignons) commencent à s'accumuler dans le corps, et affaiblissent systématiquement le système immunitaire.

Aide à la réduction du risque de cancer

Beaucoup de publications de recherche évaluées par paires, ont montré que la mort des cellules cancéreuses, ou la condition que nous appelons techniquement l'apoptose, était plus susceptible de se produire dans un corps qui est riche en alcalinité.

Cela prouve que la prévention du cancer et le régime hautement alcalin sont liés. En effet, le processus de prévention du développement du cancer est maintenant censé être lié, à un changement de pH vers une extrémité plus alcaline. Ceci en raison d'une modification des charges électriques, et de la libération des composants de base des protéines. Non seulement le régime alcalin est bénéfique pour les personnes qui n'ont pas encore développé de cancer en réduisant le risque pour eux, mais il a également été démontré qu'il fournit aux personnes traitées pour le cancer ou la récupération de son traitement, une meilleure chance de se débarrasser de celui-ci. Il a par ailleurs été démontré que le régime alcalin est plus bénéfique pour beaucoup de produits chimiques chimiothérapeutiques, et pour des médicaments qui ont généralement besoin d'un pH plus élevé pour pouvoir être efficaces.

Abaisse la douleur chronique et l'inflammation

Il reste encore beaucoup d'autres études qui ont démontré le lien entre un régime alimentaire à pH élevé, et des taux réduits de douleurs chroniques. D'autre part, il a été prouvé que l'acidose contribue à un grand nombre de troubles de la douleur chronique, tels que les spasmes musculaires, les maux de dos chroniques, les crampes menstruelles, les maux de tête, les douleurs articulaires et les inflammations.

Une étude importante réalisée par des experts en Allemagne, a montré que l'ajout d'alcalinité chez certains patients souffrant de maux de dos chroniques, a permis une diminution substantielle de la douleur en quatre semaines. Ceci chez soixante-seize de ces patients, sur quatre-vingt-deux impliqués dans l'étude. Bien que le mécanisme de cette action préventive n'ait pas encore été complètement élucidé, apparemment le lien est un meilleur style de vie avec le régime alcalin.

Améliore l'absorption de vitamines et de minéraux

Le magnésium est un cofacteur systématique essentiel, pour des milliers d'enzymes indispensables pour certains processus métaboliques. L'augmentation de la teneur en magnésium est donc bénéfique pour beaucoup de processus corporels. Beaucoup de gens souffrent malheureusement d'une carence en magnésium, surtout en raison du choix du régime alimentaire. Les conséquences de ce manque sont les complications cardiaques, les maux de tête, les douleurs musculaires, l'anxiété, et même les troubles du sommeil. Le magnésium est l'un des éléments essentiels requis pour l'activation de la vitamine D, nécessaire pour la fonction immunitaire globale et endocrinienne du corps.

Le magnésium est présent dans une grande partie de la nourriture très alcalinisantes, et donc tout en augmentant cet apport alimentaire, vous faites une énorme faveur à votre corps.

Maintient le poids optimal

Limiter la consommation d'aliments hautement acidifiants et passer à la consommation d'aliments plus alcalins, peut vous protéger contre l'obésité. Ceci en diminuant le nombre de niveaux de leptine dans le corps, ainsi que d'inflammation. La leptine affecte les besoins nutritifs d'une personne, et est généralement la coupable accusée lorsque nous avons presque instantanément faim après un repas. Les niveaux d'inflammation et de leptine affectent également les capacités de combustion des graisses du corps. L'apport quotidien des aliments anti-inflammatoires alcalins, permettrait à votre corps d'atteindre des niveaux normaux de leptine, et vous aiderait à être rassasié plus longtemps. Vous éviteriez ainsi de trop manger, et parviendriez à la bonne quantité de calories dont vous avez vraiment besoin.

Chapitre 6: Les bons et mauvais aliments alcalins

Les aliments à éviter

Voici quelques-uns des aliments que vous devez moins consommer, si vous trouvez que votre pH est inférieur à la normale. Ces aliments augmentent l'acidité, et doivent être pris avec minutie.

- Les boissons gazeuses (sodas)
- Les produits laitiers tels que le fromage (en particulier le parmesan et le fromage plus affiné), le lait et le yaourt
- Les sucres simples
- Les glucides simples tels que le pain blanc, le riz et les pâtes

- La viande (porc, poulet, bœuf, agneau) et le poisson - ceux-ci doivent être pris avec modération

- Les grains tels que l'avoine, la semoule de maïs, le blé, le seigle, le son et l'épeautre

- Les produits céréaliers tels que les céréales, pâtisseries, biscuits

- les haricots non germés (les fèves germées sont des aliments alcalinisants): mungo, blanc navy, lentilles, pois chiches, blanc, rouge, adzuki, plat

- Les graines de tournesol et de citrouille

- Les noix tels que celles de pécan, de cajou, de macadamia, les pistaches, les arachides, ainsi que les noix du Brésil

- Les boissons alcoolisées

- Les boissons caféinées

- Les édulcorants (artificiels ou naturels tels que le sirop d'orge, le miel, le sirop d'érable, la mélasse, ou le fructose)

- La sauce de soja et le sel de table

- La moutarde, le ketchup et la mayonnaise

- Le vinaigre blanc

Les aliments à consommer pour augmenter l'alcalinité

Cette liste d'aliments alcalinisants vous aidera à neutraliser les effets de la consommation d'aliments qui abaissent le pH.

Voici quelques-uns les plus courants :

- Les légumes (la quasi-totalité de ceux-ci sont alcalinisants)

- Les fruits (Singulièrement les agrumes (riches en acide ascorbique ou en vitamine C et en acide citrique) qui sont alcalinisants. Il faut juste éviter les canneberges, les myrtilles, les pruneaux et les prunes)

- Les haricots (surtout les germés) tels que le soja, le haricot vert, et le haricot de lima

- Les pois

- Les patates

- Les grains exotiques tels que le quinoa, le millet, le lin, et l'amarante

- Les noix telles que les amandes et les châtaignes

- Les graines germées de radis, de chia, et de luzerne

- Le beurre sans sel

- Les œufs

- Le petit-lait

- Les tisanes

- L'ail

- Le poivre de Cayenne

- La gélatine

- Le miso

- Les épices à la vanille

- La levure de bière

- Les huiles traitées à froid et non transformées

Il est important de noter que juste parce qu'ils sont acidifiants, ils ne devraient pas être complètement évités. En fait, beaucoup de ces aliments acidifiants sont nécessaires pour le métabolisme sain, et le bon fonctionnement de l'organisme. La clé de l'utilisation de cette liste des différents aliments de régulation du pH, est de savoir quand manger avec minutie, et savoir quand manger l'un plus que l'autre. Encore une fois, la chose la plus importante en matière de régime alimentaire et de santé est l'équilibre. Le chapitre suivant vous aidera à mieux apprécier la diète alcaline, avec quelques recettes amusantes et simples qui vous aideront à tirer le meilleur de vos choix alimentaires.

Chapitre Bonus: Recettes alcalinisantes délicieuses

Tomates avec garniture au quinoa

Portions: 4

INGRÉDIENTS

- 4 grosses tomates

- 2 tasses de graines de quinoa

- 6 tasses de bébés épinards

- 4 gousses d'ail émincées

- 1 boîte de haricots rouge (rincés et égouttés)

- ¼ de tasse de basilic (coupé en fines lanières)

- 2 cuillères à soupe d'huile de noix de coco

- 4 tasses d'eau

- Du sel de mer

- Du poivre noir selon la préférence

PRÉPARATION

Allumez le four et réglez à 375 degrés, pour vous permettre d'atteindre la température requise. Videz l'intérieur des tomates en faisant une tranche de quart de pouce sur le dessus de chacune d'elles, et évidez le contenu avec une cuillère. Faites une petite coupure en-dessous des tomates, pour qu'elles puissent reposer à plat sur une plaque de cuisson (Assurez-vous de ne pas couper trop épais, de peur de ruiner les tomates évidées). Versez un peu de sel à l'intérieur des tomates.

Mélangez les 4 tasses d'eau avec les graines de quinoa, et faites cuire ces dernières dans une casserole placée sur une cuisinière à feu vif. Laissez l'eau bouillir, puis baissez le feu au réglage minimum et couvrez la casserole. Continuez la cuisson des graines de quinoa pendant 30 à 45 minutes supplémentaires.

Dans une autre casserole placée au-dessus d'un feu moyen, versez de l'huile de noix de coco et faites frire l'ail jusqu'à ce qu'il soit légèrement bruni. Versez les haricots rouges dans la casserole et à l'aide d'une spatule, écraser-les légèrement. Puis, laissez les haricots cuire pendant environ 1 à 2 minutes. Versez ensuite les bébés épinards et dès qu'ils cuisinent et se fanent, ajoutez le basilic. Par la suite, assaisonnez avec du sel et du poivre.

Dans un grand bol, versez votre mélange d'épinards et de graines de quinoa cuites. Ensuite, versez soigneusement votre garniture d'épinards et de graines de quinoa dans vos tomates évidées. Tapisser un plat de cuisson à l'aide de papier ciré, et placez vos tomates farcies dessus. Pour éviter qu'elles ne se sèchent trop, saupoudrer un peu d'eau (environ 5 cuillères à soupe). Faites cuire les tomates pendant environ 25 minutes. Enfin, dressez les assiettes, servez et régalez-vous !

Smoothie hautement protéiné aux épinards et aux myrtilles

PORTIONS: 2

INGRÉDIENTS

- 1 tasse de myrtilles

- 2 tasses de bébés épinards

- 2 cuillères à soupe de beurre d'amande

- 2 cuillères à soupe de graines de chia

- 2 cuillères à soupe de graines de lin moulues

- 2 cuillères à soupe de poudre de graines de chanvre

- 2 cuillères à soupe d'huile de noix de coco

- 4 tasses de lait d'amande

PRÉPARATION

Mélangez dans le blender les myrtilles, les épinards et le lait d'amande. Ensuite, ajoutez les graines de chia, les graines de lin moulues, et de la poudre de graines de chanvre. Mixez le tout jusqu'à ce que le mélange soit homogène. Puis, ajoutez le beurre d'amande et l'huile de noix de coco, et mixez à grande vitesse pour en faire un smoothie. Servez et dégustez! (Facultatif: ce pourrait être servi avec un peu de menthe saupoudrée au-dessus)

Frappé à la noix de coco, banana et menthe

PORTIONS: 2

INGRÉDIENTS

- 2 tasses de lait de coco

- 1 tasse d'épinards

- ½ tasse de feuilles de menthe fraîche

- 2 bananes congelées

- 4 dates dénoyautées

- 1 cuillère à café de vanille

- Du sel de mer selon la préférence

- Optionnel: ¼ cuillère à café d'extrait de menthe et/ou d'extrait de menthe poivrée

PRÉPARATION

Mélangez dans le blender les épinards, les feuilles de menthe, et le lait de coco. Assurez-vous à cet effet de bien mélanger les feuilles d'épinards et celles de menthe. Ajoutez les bananes congelées et les dates dénoyautées, et mélangez à grande vitesse. Ajoutez une cuillère à café de vanille et une petite pincée de sel de mer selon la préférence. Mélangez, et ajoutez ensuite plus si vous le souhaitez. Vous pouvez ajouter de l'extrait de menthe et/ou de l'extrait de menthe poivrée, avant de verser le mélange dans de grands verres. Servez, et savourez !

(Facultatif: Cette délicieuse boisson est mieux servie avec un petit filet de flocons de chocolat et de crème de noix de coco au-dessus)

Coupes de laitue garnies de haricots adzuki et d'avocat

PORTIONS: 2

INGRÉDIENTS

• 1 boîte de 15 onces de haricots adzuki (rincés et égouttés)

• 1 avocat

• 1 tête de laitue romaine

• ¼ de tasse d'oignon rouge émincé

• ¼ de tasse de feuilles de coriandre hachées

• 1 citron vert

• Du sel de mer selon la préférence

• Des flocons de piment rouge (facultatif)

PRÉPARATION

Dans un bol, versez les haricots adzuki et les oignons rouges, et réduisez le tout en purée jusqu'à obtenir une consistance homogène. Versez à l'intérieur les feuilles de coriandre hachées et remuer pour bien mélanger, puis assaisonnez avec du sel. Découpez la laitue romaine et formez-la dans des tasses. Ajoutez une cuillerée de la purée de haricots et d'oignons dans les coupes de laitue. Découpez l'avocat en dés, et décorez la purée de haricot et d'oignon. Terminez en ajoutant un peu de jus de citron vert. Après le dressage des tasses, servez et savourez ! (Facultatif: Pour ajouter un peu de piquant à chaque bouchée, saupoudrez de flocons de piment rouge avant de servir)

Soupe aux lentilles et au thym

Portions: 4

INGRÉDIENTS

- 1 cuillère à soupe d'huile d'olive extra vierge

- 1 oignon moyen finement haché

- 4 gousses d'ail émincées

- 2 grosses carottes hachées

- 2 branches de céleri hachées

- 6 tasses de bouillon de légumes

- 1 tasse et demie de lentilles brunes rincées

- 1 feuille de laurier

- 1 cuillère à café de thym

- Une petite poignée de persil haché

- Mer Sel et poivre au goût

PRÉPARATION

Chauffez un filet d'huile dans une grande casserole sur un foyer réglé à feu moyen. Ajoutez l'oignon haché et faites revenir jusqu'à ce qu'il devienne un peu brun. Cela prendra environ 5 minutes. Ajoutez les carottes, l'ail et le céleri, et faites frire pendant encore 3 à 5 minutes. Mélangez les lentilles, le thym, la feuille de laurier dans le bouillon de légumes et verser le mélange dans la grande casserole. Faites cuire la soupe à feu moyen ou à feu doux, ou jusqu'à ce que les lentilles soient assez tendres. Cela prendra environ 40 minutes. Salez et poivrez selon la préférence, et ajoutez le persil. Servez et dégustez chaud !

Eau de concombre à la lavande

Portions: 4

INGRÉDIENTS

- 1 cuillère à soupe de lavande séchée

- 8 pintes d'eau

- 1 concombre de taille moyenne

PRÉPARATION

Coupez le concombre en fines tranches. Mélangez l'eau, la lavande et les tranches de concombre dans une cruche. Réfrigérez le mélange pendant environ une demi-journée, ou pendant assez de temps pour que les ingrédients se mélangent bien. Servez et Dégustez ! (C'est parfait pour les moments de stress)

Eau de pastèque à la menthe

Portions: 4

INGRÉDIENTS

- 8 pintes d'eau

- 1 pastèque de taille moyenne

- ¼ de tasse de menthe

PRÉPARATION

Coupez la pastèque en tranches de cubes. Mélangez l'eau, la menthe et les cubes de pastèque dans une cruche. Réfrigérez le mélange pendant environ une demi-journée, ou pendant assez de temps pour que les ingrédients se mélangent bien. Servez et dégustez!

Soupe froide de cresson au concombre et à l'avocat

PORTIONS: 2

INGRÉDIENTS

- 6 avocats Bio

- 4 échalotes

- 1 concombre de taille moyenne

- 4 tasses de cresson

- 2 citrons fraîchement pressés

- 3 tasses d'eau filtrée

- Du sel et du poivre selon la préférence

- 1 tasse de tomates cerise

PRÉPARATION

Découpez le concombre et la moitié des tomates cerise en dés. Mélangez dans le blender le cresson, les avocats Bio, les échalotes, le concombre, et la moitié de l'eau filtrée. Une fois que le mélange est transformé en purée épaisse, versez-y le reste de l'eau. Ajoutez le citron pressé, le sel et le poivre selon la préférence. Continuez de mélanger jusqu'à consistance. Puis versez la préparation dans des bols, et garnissez avec l'autre moitié de tomates cerise. Servez et régalez-vous !

Curry vert

Portions: 4

INGRÉDIENTS

- ¼ de tasse d'huile de coco

- 1 gros oignon pelé et découpé en dés

- 3 cuillères à soupe de pâte de curry vert

- 1 tasse de haricots verts

- 1 grosse couronne de brocoli coupée en fleurons

- 1 tasse de pois mange-tout

- 1 chou de Bruxelles de taille moyenne coupé en deux

- 4 tasses de pois chiches cuits ou en conserve

- 2 boîtes de 15 onces de lait de coco non sucré

- 4 litres de bouillon de légumes

- 1 bouquet de chou frisé

- 1 bouquet de chou chinois

- Du sel et du poivre selon la préférence

- De la coriandre fraîche pour la garniture

PRÉPARATION

Arrosez une grande casserole avec l'huile de noix de coco, et faites revenir les oignons avec la pâte de curry. Ceci jusqu'à ce que les oignons soient dorés et tendres. Cela prendra environ 10 minutes. Ajoutez ensuite les haricots verts, le brocoli, les pois mange-tout, le chou de Bruxelles, les pois chiches et le lait de coco. Mélangez et laissez mijoter pendant environ 15 minutes. Ajoutez le bouillon et laissez encore mijoter jusqu'à ce que tous les légumes soient tendres. Cela prendra entre 15 et 30 minutes. Ajoutez les choux frisé et chinois, et assaisonner avec du sel et du poivre selon la préférence. Retirez du feu et dressez les assiettes avec de la coriandre fraîche. Servez et savourez !

Mousse de chocolat à l'avocat

PORTIONS: 2

INGRÉDIENTS

- avocat hass et demi
- 2/3 de tasse d'eau de noix de coco fraîchement ouvertes
- 1 cuillère à soupe de vanille
- cuillères à soupe de cacao cru
- ou 5 dates
- 1 cuillère à café et demie de sel de mer

PRÉPARATION

Mélangez dans le blender l'avocat et l'eau de noix de coco jusqu'à consistance. Ajoutez la vanille, le cacao cru, les dates, et continuez de mélanger à grande vitesse. Ajoutez le sel de mer et mélangez encore. Servez enfin et dégustez !

Bâtonnets de légumes avec trempette au guacamole

Portions: 4

INGRÉDIENTS:

- 2 avocats

- 2 cuillères à soupe de tomate prune finement hachée

- 2 cuillères à café d'oignon blanc haché

- 2 cuillères à café de jus de citron vert fraîchement pressé

- 2 cuillères à café de piment jalapeño découpé en dés

- 2 cuillères à soupe de coriandre finement hachée

- 2 gousses d'ail hachées

- ½ cuillère à café de sel de mer

PRÉPARATION

Dans un bol mélangez la coriandre, l'oignon, le piment jalapeño, et ajoutez le sel de mer. Servez-vous d'un pilon ou d'une grande cuillère pour écraser les ingrédients ensemble.

Ajoutez les avocats aux ingrédients de la purée en utilisez le pilon ou une fourchette, pour écraser les avocats dans le mélange. Vous n'avez pas à soigneusement écraser les avocats. Ils devraient juste être assez onctueux pour se mêler aux ingrédients, mais toujours garder la texture épaisse. Ajoutez la tomate prune, le jus de citron vert, et le sel selon la préférence. Servez le mélange avec des bâtonnets de légumes sur le côté. Dégustez !

Piment nu

Portions: 4

INGRÉDIENTS:

- 2 tasses tomates hachées

- ½ cuillère à café de thym

- 2 tasses de tomates trempées et séchées au soleil

- ½ cuillère à café de sauge

- 1 tasse de tomates cerise

- 1 cuillère à café de cumin

- 1 cuillère à café de poudre de paprika

- 1 cuillère à café de poudre de chipotle

- 1 cuillère à café de poudre de piment

- 1 tomate découpée en dés

- ¼ de tasse de coriandre hachée

- ¼ de tasse de carottes découpées en dés

- ½ tasse d'oignon rouge découpé en dés

- ¼ de tasse de céleri découpé en dés

- ¼ de tasse de courgette découpée en dés

- ½ avocat découpé en dés

- 2 gousses d'ail hachées

- 2 échalotes découpées en dés

- 1 cuillère à café de piment jalapeño découpé en dés

- 5 feuilles de basilic hachées

- Du sel selon la préférence

PRÉPARATION

Placez tous les différents types de tomates dans un robot culinaire (avec la lame «S» si possible) et coupez quelques fois de suite. Puis, changez le mode du robot culinaire pour passer au mélange. Ajoutez tous les légumes de même que l'ail, le piment jalapeño, la coriandre, les épices en poudre, et mélangez le tout jusqu'à ce que ce soit suffisamment consistant pour être aimé.

Verser le mélange dans un bol et laissez reposer pendant une heure. Servez avec l'avocat et les échalotes comme garniture et dégustez !

Salade de chou frisé au quinoa servie avec une vinaigrette au citron

Portions: 4

INGRÉDIENTS:

- ½ tasse d'amandes tranchées

- ½ tasse de graines de grenade

- ½ tasse de graines de quinoa cuites (bouillies)

- 4 tasses de chou frisé haché

- 3 cuillères à soupe de jus de citron fraîchement pressé

- ¼ de tasse d'huile d'olive

- ¼ de tasse de vinaigre de cidre de pomme

- Du zeste de citron

PRÉPARATION

Pour préparer la vinaigrette, mélangez le vinaigre de cidre de pomme, l'huile d'olive, le jus de citron et le zeste de citron dans un petit bol, et mettez de côté.

Préparez la salade en plaçant le chou frisé dans un grand bol, et garnissez de quinoa, d'avocat, d'amandes et de graines de grenade. Mélangez la salade (ou si vous voulez, vous pouvez verser la vinaigrette dessus avant de mélanger, ou alors servir avec la vinaigrette à part). Mélangez bien la salade, puis salez et poivrez selon la saison. Servez et dégustez !

Smoothie aux baies et aux amandes

PORTIONS: 2

INGRÉDIENTS:

- ½ tasse de fraises congelées
- 1 tasse de mûres congelées
- 1 tasse et demie de lait d'amande
- 2 cuillères à soupe d'huile de coco
- 1 citron vert fraîchement pressé
- 1 gros bouquet de chou frisé
- ½ cuillère à café de vanille
- 1 cuillère à soupe de beurre d'amande crue

PRÉPARATION

Mélangez dans le blender le chou frisé et le lait d'amande, afin de parvenir à la consistance désirée. Ajoutez les mûres, les fraises, l'huile de coco, le citron vert, la vanille et le beurre d'amande crue. Continuez de mélanger le tout jusqu'à en faire un smoothie. Servez dans de grands verres et savourez !

Smoothie à la banane, aux baies et aux amandes

PORTIONS: 2

INGRÉDIENTS:

- 1 banane congelée
- 4 cuillères à soupe de beurre d'amande crue
- 1 tasse de mélange de baies et de fraises congelées
- 2 tasses de lait d'amande
- 2 tasses d'épinards frais

PRÉPARATION

Commencez par mélanger dans le blender les épinards et le lait d'amande, jusqu'à obtenir la consistance désirée. Ajoutez la banane et les baies, puis continuez de mélanger. Ajoutez le beurre d'amande crue, et mélanger encore jusqu'à obtenir un smoothie. Versez celui-ci dans un grand verre, servez et savourez !

Soupe végétarienne aux carottes et aux poireaux

Portions: 4

INGRÉDIENTS:

- 2 carottes

- 3 poireaux avec les parties vertes retirées

- 1 bulbe de fenouil découpé en tranches fines

- 1 tasse de chou frisé découpé en tranches fines

- 4 gousses d'ail hachées

- 3 cuillères à soupe d'huile de coco

- 1 poignée de persil haché

- 1 boîte de haricots rouge rincés et égouttés

- 6 tasses de bouillon de légumes

- Des feuilles hachées de 2 branches de romarin frais

- Du sel de mer et du poivre

PRÉPARATION

Faites chauffer une grande casserole à soupe sur une cuisinière à feu moyen puis doux. Ajoutez l'huile, les poireaux, les carottes, le bulbe de fenouil, et laissez cuire jusqu'à ce que les poireaux soient assez tendres et légèrement dorés. Cela prend généralement environ 7 minutes.

Ajoutez les feuilles de romarin et l'ail, et laissez cuire encore une minute. Ensuite, ajoutez le chou frisé et sautez pendant une minute ou deux.

Versez le bouillon de légumes dans le mélange et laissez bouillir. Après cela, ajoutez les haricots rouges et faites cuire à feu doux pendant environ 15 minutes, ou jusqu'à ce que tous les légumes soient tendres.

Incorporez le persil dans la soupe et assaisonnez avec du sel et du poivre selon la préférence. Versez dans des bols individuels, servez et régalez-vous !

Délice de pâtes végétariennes

Portions: 4

INGRÉDIENTS:

• 1 paquet de nouilles de varech

• 1 boîte de haricots rouges rincés et égouttés

• 1 tête moyenne de brocoli

• 1 poireau découpé en fines tranches

• 1 branche de romarin hachée

• 1 poignée de persil haché

• ½ cuillère à café de flocons de piment rouge

• 3 gousses d'ail hachées

• 3 cuillères à soupe d'huile d'olive extra vierge (ou d'huile de coco)

• Du sel et du poivre

PRÉPARATION

Préchauffez le four à 400 degrés afin d'atteindre la température adéquate. Mélangez le brocoli, l'ail, les flocons de piment rouge, l'huile d'olive extra vierge ou l'huile de coco et du sel. Faites rôtir le mélange dans le four pendant 20 minutes, ou jusqu'à ce que les légumes soient assez tendres au toucher avec une fourchette.

Pendant que les légumes rôtissent, rincez et égouttez les nouilles de varech, et trempez-les dans une casserole remplie d'eau chaude. Par la suite, faites chauffer 2 cuillères à soupe d'huile d'olive extra vierge ou d'huile de coco dans une poêle, et ajoutez-y les poireaux. Faites cuire les poireaux dans la poêle jusqu'à ce qu'ils aient fondu. Cela prend généralement environ 10 minutes.

Égouttez les nouilles de varech et continuez la cuisson en les ajoutant aux poireaux fondus. Faites-les cuire ensemble pendant 10 minutes.

Ajoutez le mélange de rôti dans la poêle. Ajoutez le persil et le romarin. Ajoutez du sel et du poivre selon la préférence dans le mélange.

Enfin, ajoutez les haricots rouges. Mettez la préparation dans un saladier, servez et régalez-vous !

Salade de choux de Bruxelles avec pistaches et citron

Portions: 4

INGRÉDIENTS:

- 16 gros choux de Bruxelles (avec la fin de pousse coupée et les feuilles décollées du noyau)

- ¾ de tasses de pistaches décortiquées

- Du zeste et du jus recueillis d'un citron

- 2 cuillères à soupe d'huile d'olive extra vierge

- Du sel et du poivre selon la préférence

PRÉPARATION

Arrosez l'huile dans une grande poêle ou un wok, placez au-dessus d'une cuisinière pour chauffer à feu moyen puis à feu vif pendant quelques minutes. Ajoutez les pistaches et le zeste de citron dans la poêle (ou le wok). Sautez le mélange pendant une minute entière, avant d'y ajouter les feuilles de choux de Bruxelles. Mélangez le tout jusqu'à ce que les choux de Bruxelles soient assez vert vif, mais toujours croquants. Cela prendra environ 5 minutes.

Versez le jus de citron sur la préparation, mélangez et assaisonnez avec du sel et du poivre. Mettez dans un saladier, servez et dégustez !

Pâtes aux courgettes avec pesto au citron et aux épinards

PORTIONS: 2

INGRÉDIENTS:

- 4 courgettes

- 3 tasses de bébés épinards

- Le jus d'un citron petit à moyen

- ½ tasse de tomates cerise coupées en deux

- ½ tasse d'huile d'olive extra-vierge

- ¼ de tasse de noix de cajou

- 3 gousses d'ail

- ¼ de tasse de basilic

PRÉPARATION

A l'aide d'un spiralizer, faites des pâtes de courgettes en les transformant en longues lanières. Il est mieux d'utiliser des courgettes crues, ou sautées brièvement pendant deux minutes.

Pendant ce temps, dans un robot de cuisine avec une lame « S », mélangez les épinards, l'ail, le basilic et les noix de cajou. Mélangez jusqu'à ce que le tout soit finement haché. Gardez le robot culinaire en marche, et ajoutez lentement le jus de citron et l'huile d'olive.

Assaisonnez avec du sel et du poivre selon la préférence.

Mélangez les pâtes de courgettes fraîchement préparées, avec le pesto au citron et aux épinards. Garnissez avec des tomates cerise. Mettez la préparation dans un grand bol à salade, servez et régalez-vous!

Soupe de patates douces avec un soupçon de curry

Portions: 4

INGRÉDIENTS:

- 3 patates douces pelées et découpées en cubes d'un pouce

- 2 cuillères à café de curry

- 2 tasses d'eau

- 1 boîte de 15 onces de lait de coco riche en matières grasses

- Le zeste et le jus d'un citron vert

- 4 gousses d'ail hachées

- 1 pouce et demi de gingembre découpé et écrasé

- 1 cuillère à soupe d'huile de coco

- ½ bouquet de coriandre hachée

PRÉPARATION

Dans une grande casserole, ajoutez l'huile de coco et faites chauffer sur la cuisinière à feu moyen. Ajoutez l'ail, le gingembre, le zeste de citron vert, et faites cuire jusqu'à ce que l'ail soit légèrement bruni. Cela prendra environ 5 minutes.

Ajoutez le curry dans la casserole, et laissez cuire jusqu'à ce que ce soit parfumé. Normalement, cela prend une minute.

Ajoutez le lait de coco, l'eau, ainsi que les patates douces. Portez le mélange à ébullition, et passez à feu doux pour laisser mijoter. Couvrez pendant environ 25 minutes de plus et laissez mijoter.

Baissez le feu et laissez la casserole sur la cuisinière pendant environ une demi-heure, pour permettre aux saveurs de se mélanger.

Servez-vous d'un mélangeur ou d'un robot culinaire, pour réduire en purée la soupe. Garnissez la purée finale avec de la coriandre hachée, et une touche de jus de citron vert.

Servez dans des bols et dégustez !

Friandises alcalines

PORTIONS: 3

INGRÉDIENTS:

- 1 tasse de graines de chanvre décortiquées

- 2 cuillères à café de vanille

- 3 cuillères à café de cannelle

- ¼ de tasse de cacao en grains

- 3 cuillères à café de graines de chia

- ¼ de tasse de graines de lin

- 6 dates dénoyautées

- 1 tasse de beurre d'amande crue

PRÉPARATION

Mélanger dans le robot culinaire la tasse de beurre d'amande crue et les six dates dénoyautées.

109

Ajoutez le reste des ingrédients dans le robot culinaire, sauf les graines de chanvre décortiquées. Continuez de mélanger jusqu'à ce que vous obteniez une boule dans le robot culinaire.

En utilisant vos mains, utilisez le mélange pour enrouler des boules de la taille d'un pouce, puis enrobez-les de graines de chanvre, de graines de chia, ainsi que de café.

Conservez les boules dans un contenant hermétique. Ces friandises sont bonnes à consommer pendant une semaine. Placez-les dans une assiette, servez et savourez !

Smoothie au chocolat et à la menthe

PORTIONS: 2

INGRÉDIENTS:

- 1 tasse d'eau de coco congelée

- 1 cuillère à café de graines de chia

- ½ petit avocat

- ½ tasse de feuilles de menthe emballées

- 2 cuillères à soupe de cacao en grains

- 1 tasse de lait d'amande

- 4 dates dénoyautées

- ¼ de tasse d'amandes crues

PRÉPARATION

Commencez par mélanger dans le blender l'eau de coco, le lait d'amande et le petit avocat. Ajoutez les feuilles de menthe, les graines de cacao et les dates. Mélangez jusqu'à ce que vous obteniez un smoothie. Versez dans de grands verres, garnissez de graines de chia, servez et savourez !

Thé détoxifiant de curcuma au citron et au gingembre

PORTIONS: 2

INGRÉDIENTS:

- 1 tranche de citron

- 1 pincée de poivre noir

- 1 pouce de racine fraîche de gingembre Bio

- 1 pouce de racine fraîche de curcuma Bio

- Environ 20 onces d'eau

PRÉPARATION

Portez l'eau à ébullition dans une casserole. Pendant ce temps, pelez le curcuma et le gingembre, et coupez-les en petits morceaux. La taille dépend de votre préférence pour le goût. En effet, plus il y a de dés, plus le thé sera délicieux.

Une fois l'eau est à ébullition, retirez la casserole du feu et ajoutez-y le curcuma, le gingembre et le poivre noir. Remettez la casserole au feu et laissez mijoter pendant 10 minutes. Cela dépendra encore une fois de votre préférence pour le goût. Plus vous laissez mijoter, plus le thé est savoureux.

Versez dans des tasses et servez avec un filet de citron. Le reste peut être stocké dans un contenant hermétique au réfrigérateur. Et donc, ce peut aussi être servi comme thé glacé. Savourez !

Conclusion

Que ce soit pour améliorer votre poids ou pour réduire votre risque de développer toutes les maladies et troubles qui sont liés à une acidose métabolique, ou encore pour cette condition où le pH de votre corps est en-dessous de la plage optimale, votre décision d'abandonner le régime alimentaire riche en graisses et en sucre et de passer à l'alcalinité élevée qui en est la cause, est probablement la meilleure faveur que vous ayez faite à votre corps.

Comme vous l'avez constaté dans ce livre, et comme nous avons continué à le souligner et à le justifier, mais également soutenu avec beaucoup de recherches scientifiques et revendications pratiques de la vie réelle, le régime alcalin est fait pour vous ! Peu importe si vous êtes une maman entièrement promise à rester à la maison, un jeune homme travailleur professionnel avec une routine normale, un survivant du cancer en voie de rétablissement, ou encore une personne âgée avec des douleurs musculaires chroniques. Le régime alcalin peut être votre solution pour obtenir le corps et la santé que vous recherchez. Peu importe que vous soyez jeune, on n'est jamais trop jeune pour adopter le régime alcalin. En effet, il n'y a ni de restrictions, ni de limitations.

J'espère que ce livre a contribué à vous encourager pour débuter le régime alcalin. Et très tôt vous expérimenterez tous les avantages associés à ce beau secret révélé.

Et comme un geste d'adieu, nous vous saluons et vous félicitons pour votre voyage vers l'auto-croissance, l'amélioration de votre santé, et un meilleur style de vie.

Derniers mots

Merci encore d'avoir acheté ce livre !

J'espère vraiment que ce livre est en mesure de vous aider.

La prochaine étape pour vous est de vous joindre à notre bulletin d'informations par e-mail, pour recevoir des mises à jour de nos nouvelles versions de livres, ou des promotions à venir. Vous pouvez vous inscrire gratuitement et en prime, vous recevrez également notre livre : « 7 erreurs de remise en forme que vous ne savez pas que vous commettez » ! Ce livre bonus décompose beaucoup d'erreurs de conditionnement physique les plus courantes, et démystifie beaucoup de la complexité et de la science de la remise en forme. Avoir toutes ces connaissances de remise en forme et de science, organisées dans un livre étape par étape, vous aidera à démarrer dans la bonne direction pour votre voyage de remise en forme ! Pour vous joindre à notre bulletin d'informations par e-mail et obtenir votre livre gratuit, veillez vous rendre à l'adresse www.hmwpublishing.com/gift et vous inscrire.

Enfin, si vous avez aimé ce livre, je voudrais vous demander une faveur, seriez-vous assez aimable pour laisser un commentaire pour ce livre ? Ce serait vivement apprécié !

Merci et bonne chance dans votre voyage!

À PROPOS DU CO-AUTEUR

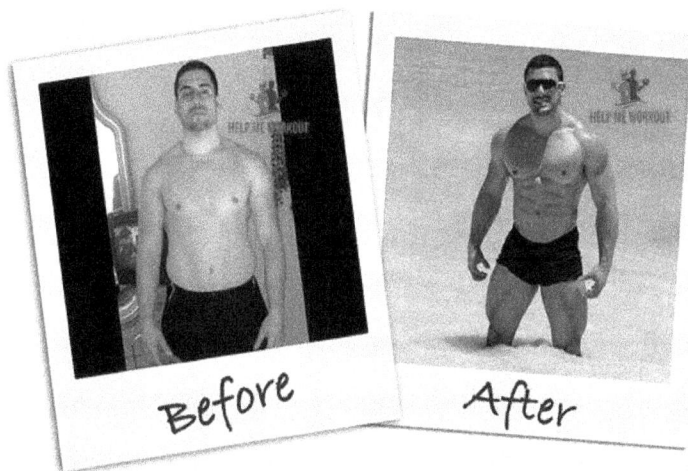

Before   After

Mon nom est George Kaplo, et je suis un entraîneur personnel certifié à Montréal, au Canada. Je vais commencer par dire que je ne suis pas le gars le plus costaud que vous ayez jamais rencontré, et cela n'a jamais vraiment été mon objectif. En fait, j'ai commencé à travailler pour surmonter ma plus grande insécurité quand j'étais plus jeune, qui était le manque de confiance en soi. Cela était dû à ma taille d'1m68, qui m'a empêché de tenter quoi que ce soit pour ce que je voulais réaliser dans la vie. Vous pouvez passer par des défis en ce moment, ou vous pouvez tout simplement vous remettre en forme, et je peux certainement vous en dire long.

Pour moi personnellement, j'ai toujours été un peu intéressé par le monde de la santé et de la remise en forme. Je voulais gagner un peu de muscle en raison des nombreuses brimades dans mon adolescence, concernant ma taille et mon surpoids. Je me suis dit que je ne pouvais rien faire pour ma taille, mais que je pouvais faire quelque chose pour mon corps. Ce fût le début de mon voyage de transformation. Je ne savais pas par où commencer, mais je me suis lancé. Je me sentais inquiet et parfois, j'avais peur que d'autres personnes se moquent de moi à cause des exercices que j'exécutais parfois dans le mauvais sens. J'ai toujours souhaité avoir un ami à côté de moi, qui aurait été assez bien informé pour m'aider à démarrer, et « me montrez les ficelles ».

Après beaucoup de travail, d'études, d'innombrables essais et d'erreurs, certaines personnes ont commencé à remarquer que je devenais de plus en plus en forme. Je commençais donc à former un vif intérêt pour le sujet. Cela a conduit beaucoup d'amis et de nouveaux visages à venir me voir, et me demander des conseils de remise en forme. Au début, cela semblait étrange quand les gens me demandaient de les aider à se remettre en forme. Mais ce qui m'a permis de continuer, est qu'ils ont commencé à voir des changements sur leur propre corps, et m'ont dit que c'était la première fois qu'ils voyaient des résultats concrets ! A partir de là plus de gens ont continué à venir vers moi, et ça m'a fait prendre conscience après avoir tant lu et étudié dans ce domaine, qu'il m'a aidé mais aussi permis d'aider les autres. Je suis aujourd'hui un entraîneur personnel entièrement certifié, et je forme de nombreux clients à ce jour qui ont obtenu des résultats étonnants.

Aujourd'hui, mon frère Alex Kaplo (également un entraîneur personnel certifié) et moi possédons et exploitons cette entreprise d'édition, où nous apportons des auteurs passionnés et experts pour écrire sur des sujets de santé et de remise en forme. Nous dirigeons également un site en ligne de remise en forme : «HelpMeWorkout.com». Je vous invite à visiter le site Web à la page suivante et souscrire à notre bulletin d'informations par e-mail (vous recevrez même un livre gratuit) : **www.hmwpublishing.com/gift**.

Dernier point mais non le moindre, si vous êtes dans la même position dans laquelle j'étais autrefois et que vous voulez quelques conseils, n'hésitez pas et demandez... Je serai là pour vous aider!

Votre ami et entraîneur,

George Kaplo
Entraîneur personnel certifié

Téléchargez un autre livre gratuitement

Je tiens à vous remercier d'avoir acheté ce livre, et je vous offre un autre livre (tout aussi long et précieux que celui-ci), « Les Erreurs de Santé et de Remise en Forme Que Vous Ne Savez Pas Que Vous Commettez », totalement gratuit.

Visitez le lien ci-dessous pour vous inscrire et le recevoir:

www.hmwpublishing.com/gift

Dans ce livre, je briserai les erreurs de santé et de remise en forme les plus courantes, que vous commettez probablement en ce moment. Je vais également vous révéler comment vous pouvez facilement obtenir la meilleure silhouette de votre vie!

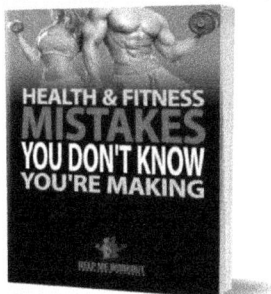

En plus de ce cadeau précieux, vous aurez aussi l'occasion d'obtenir nos nouveaux livres gratuitement, de profiter de nos offres, et de recevoir d'autres e-mails précieux de moi. Encore une fois, visitez le lien suivant pour vous inscrire: **www.hmwpublishing.com/gift**

HMW

Publishing

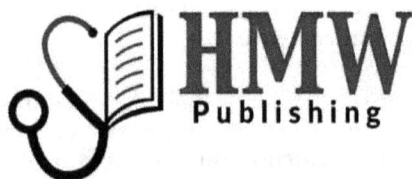

Pour plus de livres exceptionnels visitez :

HMWPublishing.com

www.ingramcontent.com/pod-product-compliance
Lightning Source LLC
Chambersburg PA
CBHW050735030426
42336CB00012B/1586